BEI GRIN MACHT SICH IHR WISSEN BEZAHLT

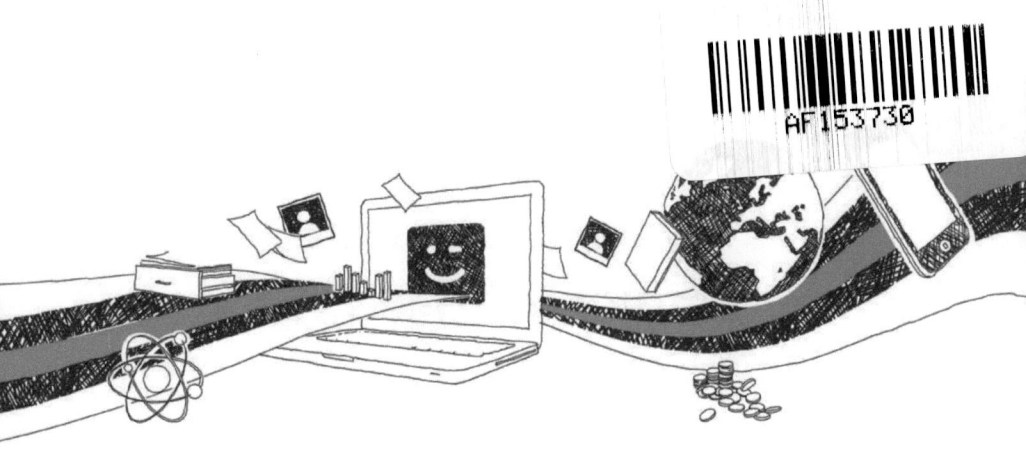

- Wir veröffentlichen Ihre Hausarbeit, Bachelor- und Masterarbeit

- Ihr eigenes eBook und Buch - weltweit in allen wichtigen Shops

- Verdienen Sie an jedem Verkauf

Jetzt bei www.GRIN.com hochladen und kostenlos publizieren

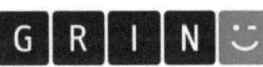

Betriebliches Gesundheitsmanagement (BGM). Methodenkompetenzen zur systematischen Implementierung

Candy Konz

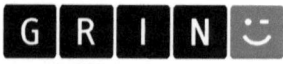

Bibliografische Information der Deutschen Nationalbibliothek:

Die Deutsche Nationalbibliothek verzeichnet diese Publikation in der
Deutschen Nationalbibliografie; detaillierte bibliografische Daten sind
im Internet über http://dnb.d-nb.de abrufbar.

ISBN: 9783346698803
Dieses Buch ist auch als E-Book erhältlich.

© GRIN Publishing GmbH
Nymphenburger Straße 86
80636 München

Druck und Bindung: Books on Demand GmbH, Norderstedt Germany
Gedruckt auf säurefreiem Papier aus verantwortungsvollen Quellen

Das vorliegende Werk wurde sorgfältig erarbeitet. Dennoch
übernehmen Autoren und Verlag für die Richtigkeit von Angaben,
Hinweisen, Links und Ratschlägen sowie eventuelle Druckfehler keine
Haftung.

Das Buch bei GRIN: https://www.grin.com/document/1257675

Deutsche Hochschule für
Prävention und Gesundheitsmanagement
Hermann Neuberger Sportschule 3
66123 Saarbrücken

<u>Bitte Zutreffendes ankreuzen:</u>

__x__ **Hausarbeit**

— **Skript**

Name, Vorname:	Konz, Candy

Modul:	**BGM II**
Studiengang:	**MPGM**
Datum Präsenzphase:	**05.08 – 07.08.2019**
Studienort:	**München**
Aufgabe:	**Interventionskonzept Muster GmbH**

Inhaltsverzeichnis

1 Zusammenfassung des Berichts der Muster GmbH

1.1 Analyse Routine - Daten

Die in Stuttgart verortete Muster GmbH produziert für den Einzelhandel Holzmöbel (im Bereich Bad, Wohn,- Ess,- und Schlafzimmer). Im Jahr 2018 waren 1505 Mitarbeiter für das Unternehmen tätig. Die Arbeitsbereiche sowie die prozentuale Mitarbeiterverteilung sind wie folgt strukturiert:

Tabelle 1: Prozentuale Mitarbeiter in der Muster GmbH

Bereiche	Anzahl Beschäftigte	Verteilung in %
Geschäftsleitung	5	0,3
Verwaltung	67	4,5
Marketing / Vertrieb	22	1,5
Produktion	1.278	84,9
Logistik	107	7,1
Zentrale Dienste	26	1,7

Es handelt sich um ein handwerkliches Produktionsunternehmen. Aus diesem Grund überwiegt die Anzahl der männlichen Mitarbeiter (66%) im Gegensatz zu den weiblichen (37%) im gesamten Unternehmen. Der Frauenanteil der Muster GmbH ist mit 27% höher als der branchenübliche Durchschnitt (Statistik der Bundesagentur für Arbeit 2019). Ein Großteil der Mitarbeiter (93%) ist in Vollzeit angestellt. Die administrativen Bereiche Verwaltung, Marketing / Vertrieb und zentrale Dienste werden in Gleitzeit mit einer üblichen Kernarbeitszeit besetzt. In der Produktion wird in einem Vierschichtsystem und in der Logistik in einem Früh- und Spätschichtsystem gearbeitet.

Der Großteil der Mitarbeiter (41%) befindet sich in der Altersspanne von „40 – 49 Jahren". Der branchenspezifische Altersdurchschnitt bei den über 40 – jährigen, betrug 2015 fast 70% (Langwald, 2015). Obwohl die Muster GmbH mit 942 Mitarbeiter (63%) unter dem bundesweiten Durchschnitt liegt, ist der demographische Wandel erkennbar.

Für die Berechnung des Krankenstandes können unterschiedliche Berechnungsmethoden gewählt werden. Um eine Vergleichbarkeit dieser Auswertung mit anderen Statistiken zu gewähren, muss zwischen der Berechnungsmethode der Krankenkasse oder der unternehmensinternen Methode unterschieden werden. Im Fall der Muster GmbH wurde die zweite Variante gewählt. Aufgrund der genaueren Erfassung ganzer Fehltage und

Fehlstunden kann über die SOLL- und IST – Stundenerfassung eine maximale Genauigkeit der Arbeitszeit bzw. Fehlzeit erzielt werden.

Berechnungsformel lautet: Krankenstand in % = Anzahl der AU – Tage (Stunden) / SOLL Arbeitstage (Stunden) * 100.

Der Krankenstand der Muster GmbH zeigt im Vergleich zum Jahr 2017 für das Jahr 2018 eine Zunahme des Gesamtkrankenstands um 0,6% Punkte. Im Detail unterliegt der monatliche Krankenverlauf, innerhalb der Lohnfortzahlung, den üblichen saisonalen Schwankungen wie z.B. Grippewellen o.ä. (Fehlzeiten Report AOK, S. 6, 2018). Aufgrund der unterschiedlichen Fehlzeitenberechnung seitens der GKV können die Werte nicht in Relation gesetzt werden. Sie zeigen jedoch eine ähnliche Verlaufskurve und lassen den Rückschluss zu, dass der Anstieg der AU – Tage in den Herbst- und Wintermonaten nicht zwangsläufig arbeitsbedingt ist. Des Weiteren ist, gegensätzlich der Aussage des Unternehmens, der Krankenstand (außerhalb Lohnfortzahlung) relativ konstant. Die meldepflichtigen Arbeitsunfälle (1.000-Mann-Quote) lag mit 34 in der holz- und metallverarbeiteten Branche bei 34,59 (BGHM Jahresbericht, 2017) im Schnitt.

1.2 Analyse Fragebogen

Die Fragebögen wurden von 81% der Mitarbeiter in der Logistik beantwortet. Die Auswertung ist somit repräsentativ. Die Items des Fragebogens wurden größtenteils direkt auf physische und indirekt auf psychische Belastungen ausgerichtet.

Der Anteil der über 40-jährigen (82%) ist deutlich höher als im restlichen Unternehmen (vgl. 1.1). Die Antworten des subjektiv bewerteten Gesundheitszustands korrelieren meist mit den Antworten der abgefragten Beschwerden (TOP 5 Belastungen der Kategorie „stark belastend" und der Potenziale z.B. Arbeitsplatzgestaltung). So gibt knapp die Hälfte der Belegschaft häufig Muskel – Skelett- Beschwerden (MSB) an. MSB sind in der Muster GmbH das am häufigsten genannte Beschwerdebild. Etwa ein Drittel (an zweiter Position) folgen psychosomatische und psychovegetative Beschwerden wie bspw. Müdigkeit und Schlafstörungen (Ermann, 1987). Als auffälliger Aspekt wird schlechte Hygiene in den sanitären Anlagen genannt. 41 % wünschen sich eine Verbesserung dieser Situation.

Die Risikomatrix nach Nohl (Nohl & Thiemecke, 1988) wurde für die Gefährdungsbeurteilung herangezogen, da dieses Verfahren ermöglicht die Höhe einer Gefährdung mittels objektiver Zahlen zu bestimmten. In dieser Matrix wird die Eintrittswahrscheinlichkeit (sehr gering, gering, mittel und hoch) einer Gefährdung mit der Schadensschwere (leichte, mittelschwere, schwere Verletzungen bzw. Krankheiten sowie schwere bleibende Gesundheitsschäden und Tod) in Relation gesetzt.

1.3 Fazit

Die Muster GmbH hat u.a. aufgrund der zunehmend älter werdenden Belegschaft steigende Krankenstände. Die AU – Tage fallen bei älteren Beschäftigten wesentlich höher aus als Beschäftigten im jüngeren und mittleren Lebensalter. Hinzu kommt, dass mit zunehmendem Alter (ab 40 Jahren) u.a. die Muskel-Skelett-Erkrankungen zunehmen (Badura, 2018). Im Fall der Muster GmbH muss neben der Demografie, ein zusätzlicher Indikator für die Fehltage in Augenschein genommen werden. Grundsätzlich sind die Mitarbeiter im produzierenden Gewerbe einer höheren körperlichen Belastung ausgesetzt. Innerhalb des Aufgabenbereichs der Logistik müssen Güter und Waren kommissioniert und auf unterschiedliche Weise transportiert werden. Unter Punkt 4 „andere Arbeitsplatzgestaltung" (37%) sehen die Befragten deutliche Verbesserungspotentiale. Dies lässt den Rückschluss zu, dass die Arbeitsplatzsituation bemessen an der körperlichen Belastung, nicht optimal ist. Neben der genannten Verhältnisanpassung besteht zusätzlich, wenn auch gering (Ø20%), das Interesse an einer Wissensvermittlung im Bereich der Verhaltensprävention.

Die Betrachtung der Gefährdungsbeurteilung lässt auf eine hohe Belastung des Bewegungsapparates schließen. Eine durchschnittliche Einstufung (Nohlwert Ø4) der Gefährdungen ergibt eine dringende Risikoreduzierung. Werden keine entsprechenden Maßnahmen getroffen, besteht im Zuge der Arbeitsbelastung die Gefahr von weiteren Ausfällen. Im nächsten Fokus werden das Führungsverhalten und die Arbeitsorganisation gemeinsam betrachtet, da hierbei vermutlich ebenfalls Handlungsbedarf besteht. Mit 38% begrüßen die Mitarbeiter ein besseres Führungsverhalten und 40 % eine bessere Arbeitsorganisation. Der Arbeitsorganisation werden die Belastungsfaktoren Arbeitszeit, Arbeitsablauf (Arbeitsintensität; Störungen; Unterbrechungen) und Kommunikation (Kooperation) zugeordnet (BAuA, 2016). Diese Teilbereiche obliegen der Entscheidungsgewalt der Führungskräfte, die maßgeblich an der Gestaltung der Arbeitsorganisation beteiligt sind. Aufgrund des geringen Potentialniveaus von Arbeitszeitgestaltung (Wert 5) und Pausenregelung (Wert 2) und ist davon auszugehen, dass die Arbeitszeit eine sehr geringe Belastung darstellt. Die Information über den Arbeitsablauf (Wert 9) ist als positiv zu bewerten.

Die niedrigen Werte beim Entscheidungsspielraum und der sozialen Unterstützung sind hingegen deutlich negativer ausgefallen.

Nach Dunkel & Zapf (1986) zählen u.a. Arbeitsorganisation, soziale Unterstützung / Zusammenhalt und Mitwirkungsmöglichkeiten im Betrieb zu den wichtigsten psychischen Belastungsfaktoren. Die Punkte fallen in der Befragung negativ auf und können in Summe einen erheblichen Einfluss auf die psychosomatischen und psychovegetativen Belastungen nehmen.

Der scheinbar schlechte hygienische Zustand in den Sanitärbereichen verdient besondere Aufmerksamkeit. Der Bedarf nach Verbesserung ist in diesem Punkt am höchsten. Es ist anzunehmen, dass dieser Umstand bereits mehrmals angebracht wurde und dennoch keine Beachtung erhielt, obwohl sanitäre Anlagen mit zu den Gefährdungsfaktoren zählen (BAuA, 2016).

Die Verknüpfung bisher genannter Aspekte (hohe physische Belastung und schlechtes Führungsverhalten) kann diesbezüglich zu einer geringen Mitarbeiterzufriedenheit führen (Havighorst, 2006).

2 Ableitung von Handlungsschwerpunkten

Im Folgenden werden bezugnehmend auf das Fazit, die Handlungsschwerpunkte nach Priorität dargestellt.

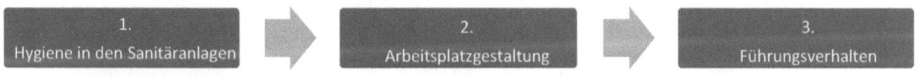

Abbildung 1: Handlungsschwerpunkte nach Priorität (eigene Darstellung)

2.1 Hygiene in den Sanitäranlagen (Begründung)

Der Wunsch nach einer besseren Hygiene in den Sanitärbereichen wird mit der höchsten Priorität eingestuft. Zum einen ist dieser Aspekt in der Potentialliste mit 41% der Spitzenreiter, zum anderen sollen weitere positive Effekte bzgl. der Mitarbeiterzufriedenheit einhergehen. Neben der Auswirkung auf die Gesundheit wird der Punkt der Mitarbeiterentscheidung direkt mit abgedeckt. Der aktuelle Zufriedenheitswert von 2,9 wird mit einer negativen Bewertung gleichgesetzt. Partizipationsmöglichkeiten minimieren die

Gefahr an psychosomatischen Beschwerden wie Kopf- und Magenschmerzen sowie Konzentrationsstörungen zu leiden (Badura, Schröder & Vetter, 2009a). Eine Verbesserung dieser Art soll den befragten Mitarbeitern zeigen, dass sie Einfluss auf ihre Arbeitsumgebung und Unternehmensentscheidungen haben. Partizipationsmöglichkeiten sind ursprünglich im Führungsverhalten verankert. Dabei würde sich ein positiver Effekt im Bereich „Bewertung der Führungsebene" ergeben. Darüber hinaus könnte im Umkehrschluss den Führungskräften die Kausalität von Mitarbeiterpartizipation, Entscheidungsspielraum und Mitarbeiterzufriedenheit aufgezeigt werden und mit Punkt 2.3 (Führungsverhalten) korrelieren.

Bei der Priorisierung spielte die zeitliche Umsetzung ebenfalls einen entscheidenden Faktor. Dieses Handlungsfeld bzw. die Interventionsmaßnahmen sind relativ schnell realisierbar. Die Mitarbeiter würden unmittelbar und zeitnah die Umsetzung ihrer Anliegen präsentiert bekommen.

2.2 Arbeitsgestaltung (Begründung)

Das Handlungsfeld Arbeitsgestaltung folgt an zweiter Stelle. Die Auswertung des Fragebogens ergab eine häufige Nennung von MSE (Ø50%). Eine starke Belastung durch äußerliche Einflüsse wie Temperaturunterschiede, Zugluft und körperlich schwere Arbeit wie Heben, Tragen, Ziehen und Arbeitsverrichtung in Zwangshaltung.

Dies lässt sich auf die geringe Anzahl an Transportfahrzeugen zurückführen (Nohl – Ergebnistabelle), mit der Folge, dass die Mitarbeiter ihre eigene physische Kraft zur Verrichtung der Arbeit aufbringen müssen. Aufgrund der Verladetätigkeit müssen die Angestellten häufig die Halle verlassen und sind daher einem ständigen Temperaturwechsel ausgesetzt. Gerade in den Wintermonaten werden die Temperaturunterschiede deutlich höher. Durch das Öffnen von Toren entsteht Zugluft, die die verbleibenden Mitarbeiter ebenfalls belastet.

Augenmerk sollte auf die Demografie in der Logistik gelegt und berücksichtigt werden. Im Bereich „Veränderung der Arbeitsplatzgestaltung" sind zwei Ziele im Fokus. Da mit zunehmendem Alter die Anzahl der Fehlzeiten aufgrund von Muskel-Skelett-Belastungen (MSB) stetig steigt (AOK – Fehlzeitenreport 2018), soll der älteren Belegschaft die Arbeitserfüllung erleichtert werden. Zusätzlich soll den jüngeren eine Umgebung geschaffen werden, die durch eine adäquate Verhältnisprävention das Aufkommen von MSB entgegenwirkt.

Das Demografiemanagement, als Teil des BGM, befasst sich im Kern mit dem Faktor „Alter" auf dem Arbeit., - Absatz., - und Gesundheitsmarkt[1] . Im Vordergrund steht die Erhaltung der Arbeitsfähigkeit des Mitarbeiters, auch im höheren Alter.

Angesichts der Erhöhung des Rentenalters auf 67 (je nach Jahrgang) und dem Fachkräftemangel soll die zukunftsorientierte Verhaltens- und Verhältnisprävention die Beschäftigungsfähigkeit bis zur Rente und geringere Fehlzeiten gewährleisten.

Die Partizipation und dessen positiver Effekt auf die kausalen Themen des Führungsverhaltens und psychosomatischer Beschwerden sind weitere Kriterien für die Priorität dieses Handlungsansatzes (Preussner, 2003.)

2.3 Führungsverhalten (Begründung)

In der Muster GmbH „bemängeln" 38% der Befragten (Platz 4) das Führungsverhalten. Ob die psychosomatischen Beschwerden rein auf das Vorgesetzten – Mitarbeiterverhältnis und die niedrige soziale Unterstützung seitens der Führungsebene zurückzuführen sind, ist schwer nachvollziehbar. Fakt ist, dass die Führungskräfte maßgeblich Einfluss auf das Wohlbefinden der Mitarbeiter haben (Decker und Decker, 2001).

Im vorliegenden Fall werden nicht alle Aspekte explizit erläutert. Der Punkt Entscheidungsspielraum (2,9 = negative Bewertung) wird daher dem Aspekt der geringen Partizipation zugeordnet. Die wahrgenommene fehlende soziale Unterstützung durch Vorgesetzte (2,6 = negative Bewertung) stellt einen weiteren Punkt der allgemeinen Unzufriedenheit dar. Eine geringe Ausprägung des positiven sozialen Umfelds verhindert die Nutzung dieser Ressource und kann zum Stressor werden (Drössler et al., 2016).

Gesundes Führungsverhalten steht u.a. im Zusammenhang mit Gesundheit, Motivation, Leistungsfähigkeit, Engagement und Unternehmenserfolg (Gunkel, 2004) ebenso mit dem langfristigen Projekterfolg einer BGM – Maßnahme in Verbindung (Eberle, 2006).

Die Führungsebene nimmt durch ihr Handeln Einfluss auf die Unternehmenskultur, die Arbeitstätigkeit und Arbeitsbedingungen. Der Führungsstil beeinflusst die Arbeitszufriedenheit und indirekt die Anwesenheit und Leistungsfähigkeit der Beschäftigten.

Somit ist das Handlungsfeld Führungsverhalten nicht als rein obligatorisch im Sinne des Entscheidungsträgers, sondern als fester integrierter Bestandteil unabdingbar.

---

[1] www.wirtschaftslexikon.gabler.de

3 Initiale Interventionsmaßnahmen

Nach der Analyse und Auswertung der relevanten Daten gilt es nun aus den Handlungs-
feldern Maßnahmen abzuleiten und der Unternehmensleitung zu präsentieren. Für die
Muster GmbH werden der Hygienezustand der Sanitäranlagen und die Arbeitsplatzgestaltung gewählt.

3.1 Interventionsmaßnahmen

Folgend werden die zwei Interventionsmaßnahmen für die Muster GmbH tabellarisch
dargestellt:

3.1.1 Erste Interventionsmaßnahme in der Muster GmbH

Tabelle 2: Zielgruppendefinition erste Interventionsmaßnahme (Umbau Sanitäre Anlagen) in der Muster GmbH

Handlungsfeld	Sanitäre Anlagen
Zielgruppe	Alle Mitarbeiter der Logistik

Begründung:
Diese Zielgruppe wurde aufgrund der ursprünglichen Datenerhebung gewählt und lässt
bei weiteren Analysen einen direkten Vergleich zu (Ex – Post – Testung).

Tabelle 3: Zielsetzungen erste Interventionsmaßnahme (Umbau Sanitäre Anlagen) in der Muster GmbH

Zielsetzung	- Verbesserung der Hygiene in den Sanitärbereichen
	- Verringerung der Fehltage in den Herbst- und Wintermonaten
	- Verringerung der psychischen Belastungen

Begründung:
Unzureichende Sanitärräume gelten als physikalische Gefährdung durch Arbeitsumge-
bungsbedingungen und psychische Belastungsfaktoren (BAuA 2016).
Mangelnde Hygiene bzw. das Fehlen der Voraussetzung für ausreichende Hygienemaßnahmen könnte, gerade in den Herbst- und Wintermonaten, die Fehltage ansteigen lassen

(vgl. Krankstand Muster GmbH, Tab. 7 und Tab. 8). Der Krankheitszyklus besticht in diesem Zeitraum durch einen generellen Anstieg an Fehltagen in allen Branchen (Fehlzeiten Report AOK, S. 6, 2018). Um eine Ansteckung und Verbreitung der Infektionen einzudämmen ist es wichtig an neuralgischen Stellen (Keimherde / häufige Berührung von Kontaktflächen) ein hohes Maß an Sauberkeit zu gewährleisten. Des Weiteren sollen den Beschäftigten die verbesserte Arbeitsumgebung die psychische Belastung minimieren.

Tabelle 4: Verhaltensprävention erste Interventionsmaßnahme (Wissensvermittlung Hygienemaßnahmen) in der Muster GmbH

Inhalte der Verhaltensbezogene Intervention	- Aufklärung über Infektionskrankheiten (Schwerpunkt: Grippale und virale Erkrankungen / Übertragung und korrektes Händewaschen und Desinfizieren) mittels Kurzvortrags - Anbringung Informationsposter (vgl. Aufklärung) in den Toiletten

Begründung:

Die besten Voraussetzungen sind nutzlos, wenn das persönliche Verhalten nicht dementsprechend angepasst wird. Der Punkt der Verhaltensbezogenen Intervention soll die Mitarbeiter für das Thema Hygiene sensibilisieren. Um sich und andere besser vor einer Infektion zu schützen, werden die Beschäftigten über die Übertragungswege von Infektionskrankheiten, korrektes Händewaschen und Hygiene im Allgemeinen aufgeklärt. Das eigenverantwortliche Handeln steht in diesem Punkt im Vordergrund. Die angebrachten Poster sollen abermals erinnern, motivieren und die korrekte Anwendung sicherstellen.

Tabelle 5: Verhältnisprävention erste Interventionsmaßnahme in der Muster GmbH

Inhalte der Verhältnisbezogene Intervention	- Umbau der Toilettenschüsseln (selbstdesinfizierende und reinigendes Toilettensystem) - Austausch der herkömmlichen Urinale durch Trockenurinale - Bewegungsgesteuerte Wasserhähne - Anbringung von Desinfektionsspender (auch direkt außerhalb der Toiletten / Duschen) - Anbringung von Raumerfrischer - Bestimmung eins Hygienebeauftragten - Einführung eines Reinigungsplans

Begründung:

Mit den Installationen der neuen Sanitäreinrichtungen sollen die Kontaminationsflächen verringert und weitgehend keimfrei werden. Der Hygienebeauftragte überwacht den jeweiligen aktuellen Zustand der Räume und den Reinigungsplan.

Dieser informiert ggf. die Reinigungsfirma / Reinigungskraft über die Notwendigkeit einer frühzeitigen bzw. intensiveren Reinigung. Mit Hilfe der Verhältnisanpassung finden die Mitarbeiter alle erforderlichen Gegebenheiten zur Einhaltung des erlernten Verhaltens vor.

Tabelle 6: Zeitansatz erste Interventionsmaßnahme (gesamt) in der Muster GmbH

Zeitdauer	12 Monate (6 Monate)

Begründung:

Für einen Vergleich der Fehltage mit dem Vorjahr ist es wichtig, den gleichen Zeitraum zu analysieren. Um eine möglichst große Datenmenge zu beziehen wird die Maßnahmendauer von Nov. 2018 bis Nov. 2019 festgesetzt. In Anbetracht des Krankheitsverlaufs in der Herbst-/ Wintermonaten kann bereits nach 6 Monaten ein erstes Resümee gezogen werden.

3.1.2 Zweite Interventionsmaßnahme (Arbeitsplatzergonomie) in der Muster GmbH

Tabelle 7: Zielgruppendefinition zweite Interventionsmaßnahme (Arbeitsplatzergonomie) in der Muster GmbH

Handlungsfeld	Arbeitsplatzgestaltung
Zielgruppe	Alle Mitarbeiter der Logistik

Begründung:

Diese Zielgruppe wurde aufgrund der ursprünglichen Datenerhebung gewählt und lässt bei weiteren Analysen einen direkten Vergleich zu (Ex – Post – Testung).

Tabelle 8: Zielsetzungen zweite Interventionsmaßnahme (Arbeitsplatzergonomie) in der Muster GmbH

Zielsetzung	- Verminderung der körperlichen Belastung / Beanspruchung

	- Verringerung der Fehltage aufgrund MSE
	- Verringerung der subjektiven Beschwerden (Rückenschmerzen; Verspannungen / Verkrampfungen)
	- Reduzierung der Unfallzahlen

Begründung:

37% der Belegschaft der Logistik gab an häufig an Rückenproblemen zu leiden. Diese Beschwerden können langfristig zu einem Anstieg der AU – Tage führen. Aus der aktuellen Datenlage geht nicht hervor, wie oft die Mitarbeiter aus diesen Gründen bereits ihre Arbeit nicht antreten konnten. Herrscht ein allgemeiner Präsentismus, so ist anzunehmen, dass langfristig eine deutliche Zunahme der AU - Tage eintreten wird (Bergstrom et al., 2009, 100). Darüber hinaus besteht Gefahr, dass Personen die bereits über Beschwerden klagen, im eigentlichen Sinne arbeitsfähig sind, sich dennoch Verletzungen zufügen. Aufgrund einer bspw. Schonhaltung oder Zwangshaltung sind Folgeschäden demnach durchaus möglich. In dieser Beziehung soll die Unfallstatistik ebenfalls verbessert werden. Neben den geschilderten Rückverletzungen steht die Arbeitsplatzgestaltung im Vordergrund. Speziell in der Logistik werden i.d.R. schwere Gegenstände bewegt. Die Folgen von Krankheit am Arbeitsplatz mit dem einhergehenden Konzentrationsverlust, erhöht die Gefahr von Unfällen (Hägerbäumer 2011). Dies betrifft nicht nur die betreffende Person, sondern zudem die Mitarbeiter in unmittelbarer Umgebung.

Tabelle 9: Verhaltensprävention zweite Interventionsmaßnahme (Wissensvermittlung)

Inhalte der Verhaltensbezogene Intervention	- Inhouseschulung: Einweisung Flurförderzeuge
	- Schulung: Richtiges Heben und Tragen
	- Ausgleichsübungen zum Arbeitsalltag
	(Plakate in der Logistikhalle)

Begründung:

In der Verhaltensprävention ist es wichtig, den Beschäftigten die passende Methodenkompetenz im Bereich des ergonomischen Arbeitsverhaltens und der Bedienung technischer Hilfsmittel zu vermitteln. Trotz technischer Hilfsmittel kann es immer wieder vorkommen, dass Waren mittels physischer Kraft bewegt werden müssen. Um in diesen Fällen Verletzungen bzw. negative Beanspruchungen zu vermeiden, werden den Mitarbeitern die Techniken für das richtige Heben und Tragen, der Arbeitsanforderungen entsprechend, vermittelt. Des Weiteren werden die Mitarbeiter angehalten mehrmals am Tag Ausgleichsübungen durchzuführen. Es muss eigenverantwortliches Handeln aufgezeigt werden, um der Gesundheit einen großen Teil beisteuern zu können.

Die obligatorische Einweisung an den technischen Hilfsmitteln dient der korrekten Handhabung und der Unfallprophylaxe. Eine falsche Bedienung dieser Geräte könnte zu schweren Unfällen führen.

Tabelle 10: Verhältnisprävention zweite Interventionsmaßnahme in der Muster GmbH

Inhalte der Verhältnisbezogene Intervention	- Anschaffung Handhubwagen, Elektrostabler und Scherenhubwagen - Installation Windschutzvorhang

Begründung:
Die in den Fragebögen gewonnenen Erkenntnisse zeigen eine hohe Belastung der Muskelskelettstrukturen und insbesondere die des Rückens. Die Gefährdungsbeurteilung nach NOHL zeigt auf, dass dieser Umstand u.a. auf eine zu geringe Anzahl an Transportfahrzeugen zurückzuführen ist. Mit der Anschaffung der benötigten Maschinen soll den Mitarbeitern diese Arbeitsschritte abgenommen bzw. erleichtert werden. Je nach Bereich der Logistik sollen die passenden Hilfsmittel eingeführt werden. Körperliche Belastungen wie Zwangshaltungen, schwer Heben, Tragen und Ziehen werden reduziert.
Mit Nennung der Zugluft wird eine weitere, oft aufgeführte Belastungsform, genannt. Zugluft muss (neben eintretender MSB) nach Schmidtke & Jastrzebska-Fraczek (2013) bei der Risikobeurteilung auch hinsichtlich Stress am Arbeitsplatz bewertet werden. Für Abhilfe sorgt ein spezieller Lamellenvorhang. Dieser wird innen vor die Tore montiert. Das Personal kann mit ihren Transportmaschinen durch den Vorhang fahren, da sich die bodentiefen Lamellen überlappen und nach Passage wieder „schließen". Der Effekt ist eine verminderte Luftzugbelastung für das Personal innerhalb der Logistikhalle.

Tabelle 11: Zeitansatz zweite Interventionsmaßnahme (gesamt) in der Muster GmbH

Zeitdauer	9 Monate

Der Zeitrahmen wurde mit 9 Monaten veranschlagt. Nach Einführung und Schulungen sollten die Mitarbeiter binnen vier Wochen in der Lage sein die neuen Maschinen korrekt zu bedienen. Hieraus kann eine sofortige Entlastung der Mitarbeiter eingeleitet werden. Es ist anzunehmen, dass in der Produktion ähnliche Belastungen herrschen. Durch eine relativ kurze Maßnahme und einer subjektiv festgestellten Verbesserung der Arbeitsplatzbedingung können ähnliche Maßnahmen in die Produktion übertragen werden und die AU – Tage weiter senken.

3.2 Projekt- und Ressourcenplanung

Ein BGM – Projekt verursacht Kosten, beansprucht Zeit und das nötige Personal. Nach der Zieldefinition müssen die Zuständigkeiten, das Budget und die Projektgliederung geklärt werden.

3.2.1 Personelle Ressourcenplanung

Zur Planung, Steuerung und Überwachung eines BGM – Pilotprojektes in der Muster GmbH bedarf es der Gründung eines Arbeitskreises Gesundheit (AKG). In nachfolgender Tabelle wird die personelle Ressourcenplanung aufgeführt.

Tabelle 12: Personelle Ressourcenplanung für das BGM - Projekt der Muster GmbH

Beteiligte	Position / Aufgaben im AKG
Abteilungsleiter Logistik	Projektleiter: Überwachung, Koordinierung der beteiligten Akteure, Informationsverteilung, Zeitmanagement, Berichtwesen an Führungsebene
Unternehmensleitung	Entscheidungsträger: (Freigabe Maßnahmen und Gelder)
Personalabteilung (Personalleitung nicht notwendig)	Informationsgeber über HR – bezogene Daten, Statistikerstellung (Fehlzeiten, Unfälle etc.)
Betriebsarzt	Experte: Erläuterungen zu Berichten und Untersuchungen
Fachkraft für Arbeitssicherheit	Experte:

	Betriebsbegehungen und Gefährdungsbeurteilung (Arbeitsplatzgestaltung), Schnittstelle HR bzgl. Unfallstatistik
Betriebsrat	Experte: Datenschutz, Informationsgeber von vorhandenen Problemen
Externe Dienstleister	Prozessbezogenes Know-How (BGM)

3.2.2 Budgetübersicht

Bereits vor der eigentlichen Initiierung einer BGM – Maßnahme entstehen Kosten. Um die Wirtschaftlichkeit dieses Projektes bemessen zu können, bedarf es mehr als der Relation zusätzlicher Kosten zu den erzielten Ergebnissen. Im Vorfeld fallen bereits Kosten, die durch die Datenerhebungen, Analysen und Auswertungen entstehen, an. Je nachdem wer die Aufgaben erfüllt, werden diese in interne und externe Kosten aufgeschlüsselt. Der Einsatz der Mitarbeiter im Rahmen des AKG und die Teilnahme an Maßnahmen während der Arbeitszeit zählen zu interne Kosten. Tabelle 13 listet alle internen Kosten für das Projekt in der Muster GmbH auf.

Tabelle 13: Interne Kosten des BGM - Projekts in der Muster GmbH (ohne monetäre Bezifferung)

Projektbezogene Maßnahme	Zuordbare Kosten
Arbeitskreis Gesundheit	Personal-, Raum- und Materialkosten
Erstellen / Analyse Fehlzeitenstatistik	Personalkosten
Mitarbeiterbefragung	Personalkosten, ggf. Materialkosten
Gefährdungsbeurteilung	Personalkosten
Arbeitsplatzanalyse	Personalkosten, ggf. Materialkosten
Verbesserte Arbeitsplatzgestaltung (Sanitäre Anlagen - Kostenvergleich für Umbau Wartung von Sanitärbereichen, Aufbereitung für Geschäftsleitung)	Personalkosten
Verbesserte Arbeitsplatzgestaltung	Personalkosten

(Transportmaschinen - Kostenvergleich Vergleich der Anbieter / Wartung, Aufbereitung für Geschäftsleitung)	
Verbesserte Arbeitsplatzgestaltung (Windschutzvorhang – Kostenvergleich der Anbieter / Installation, Aufbereitung für Geschäftsleitung)	Personalkosten
Hygienebeauftragter	Personalkosten
Evaluation	Personalkosten

Externe Kosten entstehen, wenn zusätzliche Fachkräfte hinzugezogen werden, die das Unternehmen nicht stellen kann. Externe Fachkräfte sind u.a. Dienstleister die im Gesamtprojekt oder in einzelnen Phasen beratend und unterstützend tätig sind. Tabelle 14 listet alle internen Kosten für das Projekt in der Muster GmbH auf.

Tabelle 14: Externe Kosten des BGM - Projekts in der Muster GmbH (ohne monetäre Bezifferung)

Projektbezogene Maßnahme	Zuordbare Kosten
Arbeitskreis Gesundheit	Teilnahme des externen Dienstleisters
Mitarbeiterbefragung	Erstellung der unternehmensspezifischen Items, ggf. Lizenzgebühren
Psychische Gefährdungsbeurteilung	Erstellung des unternehmensspezifischen Items, Unterstützung durch externe Fachkraft (BGM – Dienstleister), ggf. Lizenzgebühren
Arbeitsplatzanalyse	Unterstützung durch externe Fachkraft (BGM – Dienstleister)
Arbeitsplatzgestaltung (Verbesserung Sanitäre Anlagen)	Ggf. Mehrkosten durch häufigere Reinigung, Kosten für Neuinstallation neuer Armaturen, Wartungskosten (Desinfektionsautomatik) Instandhaltungskosten (Leerung Urinale, Auffüllen von Verbrauchsmaterial (Papierhandtücher, Desinfektionsflüssigkeiten)

Schulung Hygiene - Maßnahmen	Kosten für externe Dienstleister (Hygieneberater), Raum- und Verpflegungskosten
Arbeitsplatzgestaltung (Anschaffung Transportmaschinen)	Anschaffungskosten, Wartung- und Instandhaltungskosten, Stromkosten (Aufladen der Maschinen)
Arbeitsplatzgestaltung (Anschaffung Windschutzvorhang)	Anschaffungskosten, ggf. Installationskosten, Wartung- und Instandhaltungskosten
Schulung Richtiges Heben und Tragen	Kosten für externe Dienstleister, Raum und Verpflegungskosten
Evaluation	Kosten für externen Dienstleisters

3.2.3 Projektgliederung

Das Projekt in der Muster GmbH gliedert sich in sechs Oberpunkte. Mit der 1. Sitzung des AKG und Bestimmung des Projektleiters wird das Vorhaben im Juni 2018 initiiert. Durch die Erstellung des Fragebogens werden alle Parameter für die Interventionsplanung benötigten Daten umfasst. Zeitgleich wird die Unfall- und Fehlzeitenstatistik erstellt. Die drei Vorgänge starten und enden weitgehendst zeitgleich. Damit der Gesundheitszirkel, gegründet nach dem Düsseldorfer Modell (Weinreich & Weigl, 2002), die Arbeitsplatzbegehungen (Anfang September 2018) durchführen kann, wird die Mitarbeiterbefragung (Juli 2018 – August 2018) zuvor durchgeführt. Die Daten aus der Befragung helfen dabei den Fokus auf die von den Beschäftigten genannten Probleme zu richten.

Anschließend wird eine zweiwöchige Datenaufbereitung seitens des BGM – Dienstleisters durchgeführt, so dass Mitte September 2018 mit der 2. Sitzung des AKG alle Ergebnisse präsentiert werden können. Anhand des festgestellten Handlungsbedarfes wird in der Folgezeit (bis Mitte Oktober) die Maßnahmengestaltung -/ Planung und Budgetierung vollzogen. Mit dem nächsten Meilenstein (3. Sitzung AKG) werden Ende Oktober die Resultate der Geschäftsleitung zur Freigabe vorgelegt.

Die beschlossenen Maßnahmen: Windschutzinstallation, Sanitäranlagenumbau und Schulungen laufen parallel. Die Umbaumaßnahmen werden von externer Seite durchgeführt und bedürfen keiner zusätzlichen Arbeitszeit seitens der internen Beschäftigten. Die Schulung der Hygienemaßnahmen wird ebenfalls durch externe Unternehmen angeboten und ist mit drei Tagen (rotierender Workshops) in den Arbeitsalltag gut integrierbar.

Mit Verzögerung wird die Einweisung an den Transportfahrzeugen und das ergonomische Arbeiten kombiniert. Hierfür werden angeschaffte Maschinen seitens der Lieferanten in ihrer Funktionsweise erläutert und von den Mitarbeitern außerhalb des Arbeitsplatzes getestet. Zugleich werden Workshops für das korrekte Tragen, Heben und Schieben angeboten.

Mit der Inbetriebnahme der Transportmaschinen (Anfang Dezember) wird die letzte Maßnahme eingeleitet. Zugleich stellt dieser Tag den Stichtag für die Messung der veränderten Hygienemaßnahmen dar.

Bei der Gesamtplanung wurde darauf geachtet, dass alle Maßnahmen (Schulungen) zwischen den Urlaubszeiten stattfinden. Eine geringe Teilnehmeranzahl und ggf. Nachschulungen sollen hierdurch vermieden werden.

Die getroffenen Maßnahmen können keinem direkten Ende zugeordnet werden. Dies bedeute eine fortwährende Nutzung der Gerätschaften, sowie keinen Rückbau der Anlage (Windschutz und Sanitäranlagen). Nichts desto trotz wird ein Zeitfenster gesetzt, in der die erhoffte Verbesserung der Fehlzeiten- und Unfallstatistik eintritt. Um ein Zwischenfazit zu ziehen, wird nach sechs Monaten eine Zwischenbilanz gezogen, um ggf. neue Steuerungsprozesse einzuleiten. Mit einer erneuten Betriebsbegehung, Mitarbeiterbefragung und Fehlzeitenanalyse erfolgt im September 2019 die endgültige Bewertung des BGM – Projekts.

Das folgende Gantt – Diagramm verdeutlich unter Nennung der Daten den detaillierten Projektablauf.

Abbildung 2: Gannt - Diagramm der geplanten Einzelschritte in der Muster GmbH

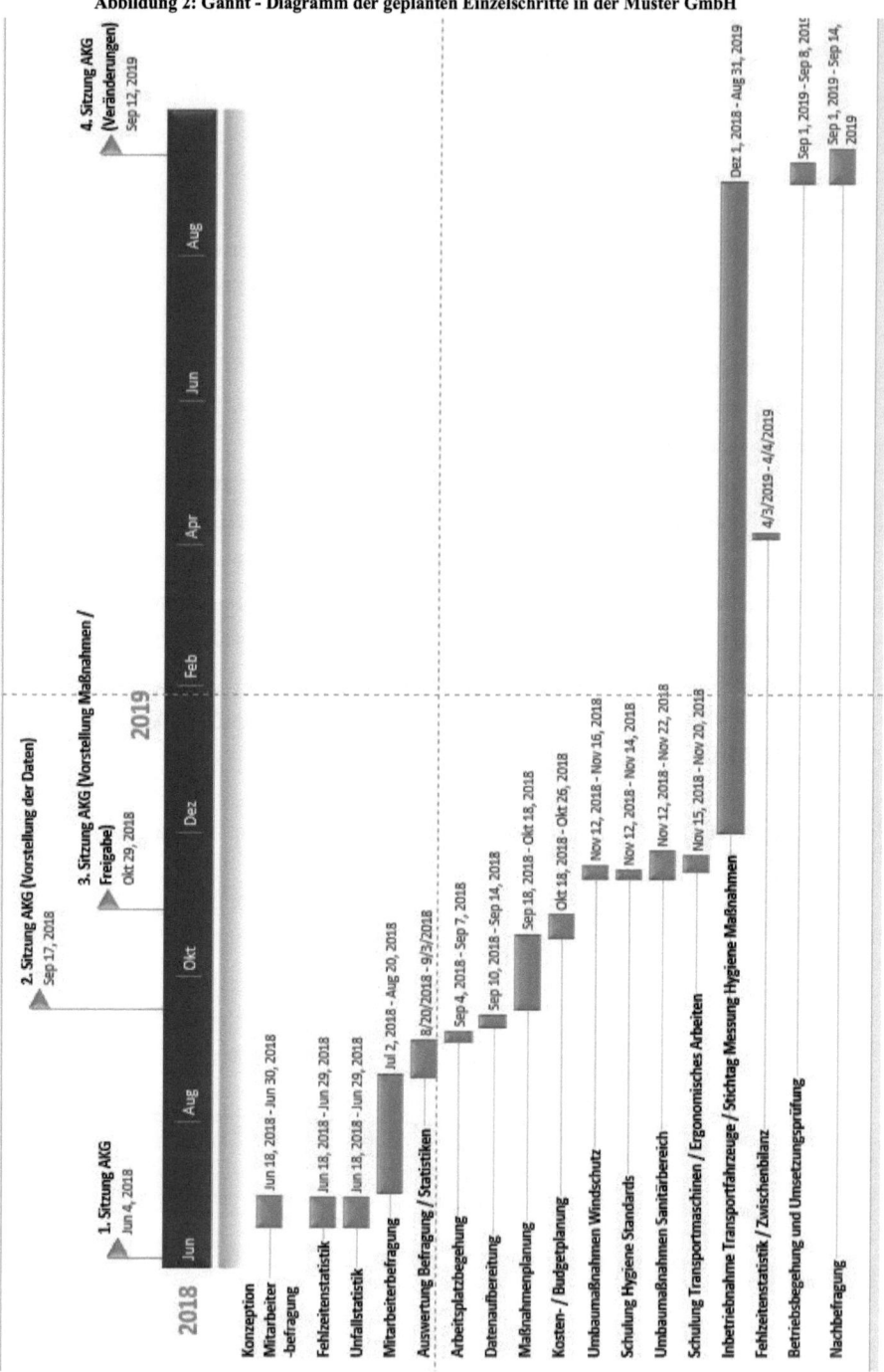

4 Diskussion und Probleme der Evaluation

BGM bzw. BGF – Projekte, die dauerhaft in einem Unternehmen eingeführt werden, sollten nach Ducki (1998) in die Phasen: Konstituierung und Zielfindung, Planung und Analyse, Durchführung, Auswertung und Evaluation gegliedert werden. Für den Projekterfolg dürfen diese Phasen jedoch nicht allein betrachtet werden. Evaluation ist ein Instrument, dass in jeder Phase genutzt werden sollte.

Je nach Zielsetzung und Zeitpunkt wird diese zu einer Prozessevaluation (auch „formative Evaluation") oder Ergebnisevaluation (auch „summative Evaluation"). Die Ergebnisevaluation bewertet Ergebnisse eines Gesamtprojektes hinsichtlich der Zielerreichung nach dessen Abschluss. Zum Vergleich ist die Projektevaluation für das Erreichen der gesetzten Ziele notwendig und hat eine steuernde Funktion während der Durchführung (Bortz & Döring, 2006).

4.1 Evaluation für das Projekt in der Muster GmbH

Für die Muster GmbH werden folgende Möglichkeiten zur Evaluation ausgewählt.

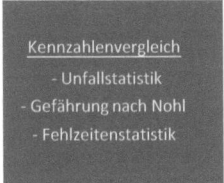
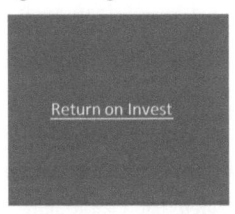
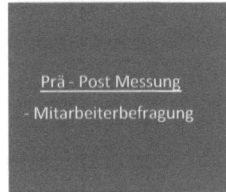

Abbildung 3: Gewählte Evaluationsmöglichkeiten in der Muster GmbH

Um die Wirksamkeit des Projektes in der Muster GmbH bewerten zu können, wird der Kennzahlenvergleich und der Return on Invest durchgeführt. Aufgrund der Beurteilung nach der Maßnahmendurchführung zählen beide Möglichkeiten zur Ergebnisevaluation. Bei Projektstart wurde u.a. die ansteigenden AU – Tage, die mittelmäßige Unfallquote und die relativ hohe Risikobewertung (vgl. Kapitel 1.1; 1.2) ermittelt. Sie dienen der Unternehmensleitung als Indikator für den Projekterfolg. Diese harten Kennzahlen unterliegen keiner subjektiven Einschätzung und können im Sinne eines Prä – Postvergleich als harte Fakten herangezogen werden.

Um einen Überblick über die Ökonomie des Projektes zu erhalten, wird die Berechnung Return on Invest (ROI) genutzt. Die Verbindung des ROI mit der

Krankenstandveränderung ermöglicht eine Auskunft über das Kosten – Nutzen – Verhältnis des investierten Kapitals.

Für die Prozessevaluation wird die Mitarbeiterbefragung, als „on – going - Evaluation, angewandt. Die erneute Mitarbeiterbefragung (nach Initiierung der Maßnahmen) dient der Prüfung der Akzeptanz, dem zu erwartenden Effekte und als Benchmark zur Messung von Veränderungen der subjektiven Belastungen. Wird die Wirksamkeit der Maßnahmen verfehlt oder keine Ansätze von Verbesserung festgestellt, kann an dieser Stelle über Gestaltungsprozesse nachgebessert werden. Für die Zielerreichung können demnach Defizite rechtzeitig erkannt und beseitigt werden.

4.2 Probleme bei Evaluationen im betrieblichen Gesundheitsmanagement

In der Literatur werden Effektivität, Geeignetheit, Akzeptanz und Effizienz als Evaluationskriterien aufgeführt (Naidoo & Wills, 2003). Jedoch muss die Definition der Effizienz kritisch betrachtet werden. Selbst harte Faktoren, die keiner subjektiven Einschätzung unterliegen, können keine 100%ige Aussagekraft der Wirksamkeit eines BGM – Projektes gewährleisten. Das Verhältnis von Zeit, Geld und Ressourcen wird dem Nutzen gegenübergestellt, um eine Kosten – Nutzen – Analyse betrieblicher Gesundheitsförderung durchzuführen. In diesem Kontext wird von einer schwierigen, teilweise spekulativen, bis hin zu einem unmöglichen Vorhaben gesprochen (Lauterbach, Stock & Brunner, 2006). Ökonomische Evaluationen basieren, laut i.g.a Report 28, größtenteils auf Schätzungen nicht entstandener Krankheitskosten oder krankheitsbedingter Fehlzeiten. Die Aufwendungen betrieblicher Gesundheitskosten lassen sich zumindest durch Zielgrößen und Durchschnittswerte bestimmen. Dennoch besteht das Problem des Ursache – Wirkungs – Zusammenhangs von BGM – Maßnahmen und finanziellen Einsparungen. Um langfristig eine evidenzbasierte Aussage treffen zu können, benötigt es weitere Ergebnisse aus Längsschnittanalysen mit größeren Stichproben und randomisierte Kontrollgruppen. Angesichts der komplexen Studienbedingungen im Hinblick auf die Heterogenität der Zielparameter, der Studienpopulation und des Studiendesigns ist die Generalisierung der Studienergebnisse und deren Interpretation sehr vage.

Für die Betrachtung und Bewertung eines BGM – Projekts ist die reine Verwendung von Finanzkennzahlen und harten Fakten unzureichend. Es müssen zusätzlich die weichen Faktoren hinzugezogen werden. Diese stellen für das BGM – Projekt und für das gesamte Unternehmen einen entscheidenden Erfolgsfaktor dar (Fehlzeitenreport 2016, S. 235). Jedoch ergeben sich bei ihrer Evaluationsmöglichkeit bzw. Aussagekraft ebenfalls Schwierigkeiten.

Die Aspekte Zufriedenheit, Motivation und Engagement sind wichtige Faktoren, die einer Vielzahl unterschiedlicher Indikatoren unterliegen. Hierfür werden Mitarbeiterbefragungen in Form von betrieblichen Befragungen, Mitarbeiterbefragungen, Mitarbeiterzufriedenheitsanalysen, Betriebsklimaanalysen oder betriebliche Meinungsumfragen durchgeführt. Diese Analysemethoden unterliegen seitens der Datenerhebung einer subjektiven Einschätzung und spiegeln Eindrücke und Meinungen des einzelnen Individuums wider. Jeder Mitarbeiter erfasst und verarbeitet die auf ihn wirkenden Einflüsse auf unterschiedliche Art und Weise. So entsteht, ähnlich dem Belastung – Beanspruchung – Modell nach Rohmert & Rutenfranz (1975), erst durch die unterschiedlichen Fähigkeiten und Eigenschaften des Einzelnen Beanspruchung und daraus resultierende differenzierte Bewertung.

Hinzu kommen unterschiedliche Einflussfaktoren wie z.B. das private Umfeld, Zeitpunkt der Befragung und die betriebliche Situation. Es könnte möglicherweise allgemeiner Unmut, aufgrund einer von der Unternehmensleitung kürzlich getroffenen Entscheidung zur Kürzung einer Bonuszahlung, herrschen. Obwohl der Betrieb sonst beste Arbeitsbedingungen aufweist, könnten die Befragungen schlechter als gewöhnlich ausfallen. Somit ist neben der variablen Ist – Situation die Wirksamkeit der durchgeführten Maßnahmen ebenfalls starken Schwankungen unterlegen.

Darüber hinaus ist die Messung der weichen Faktoren auf monetärer Ebene nur ungenau darstellbar (Fritz, 2004) und es bedarf einem ausgeklügelten Kennzahlensystem, um aussagekräftige Daten zu erhalten.

5 Literaturverzeichnis

Badura, B. u.a. (Hrsg.) (2018). Fehlzeitenreport. Berlin: Heidelberg
http://www.sozialpolitik-aktuell.de/tl_files/sozialpolitik-aktuell/_Politikfelder/Arbeitsbedingungen/Daten-sammlung/PDF-Dateien/abbV10b.pdf (zuletzt besucht 22.08.2019, 13:35 Uhr).

Badura, B., Schröder, H. & Vetter, C. (Hrsg.). (2009a). Fehlzeiten-Report 2008. Betriebliches Gesundheits-management: Kosten und Nutzen Zahlen, Daten, Analysen aus allen Branchen der Wirtschaft. Springer: Berlin.

Bergström, G., Bodin, L., Hagberg, J., Aronsson, G., Josephson, (2009) Sickness presenteeism today, sick-ness absenteeism tomorrow? A prospective study on sickness presenteeism and future sickness absenteeism Journal of occupational and environmental medicine Division of Intervention and Implementation Research, Department of Public Health Sciences, Karolinska Institutet: Stockholm

Berufsgenossenschaft Holz und Metall (2017). Arbeitsschutz bewegt. Jahresbericht 2017
https://www.bghm.de/bghm/presseservice/pressemeldungen/detailseite/jahresbericht-2017-veroeffent-licht/ (zuletzt aufgerufen 22.08.2019, 11:34 Uhr).

Bortz, J., Döring, N. (2006). Forschungsmethoden und Evaluation - Für Human- und Sozialwissenschaftler. 4. überarb. Auflage. Springer-Medizin-Verlag: Heidelberg.

Bundesagentur für Arbeit, Statistik/Arbeitsmarktberichterstattung, Berichte (2019): Blickpunkt Arbeits-markt – Die Arbeitsmarktsituation von Frauen und Männern 2018. Bundesagentur für Arbeit: Nürnberg.

Bundesanstalt für Arbeitsschutz und Arbeitsmedizin. (2016). Ratgeber zur Gefährdungsbeurteilung. Hand-buch für Arbeitsschutzleute (3. aktualisierte Auflage) (Bundesanstalt für Arbeitsschutz und Arbeitsmedizin (BAuA), Hrsg.): Dortmund.

Decker, F. & Decker, A. (2001). Gesundheit im Betrieb. Vitale Mitarbeiter - leistungsstarke Organisatio-nen. Leonberg: Rosenberg.

Drössler, S., Steputat, A., Schubert, M., Euler, U. & Seidler, A. (2016). Psychische Gesundheit in der Ar-beitswelt. Soziale Beziehungen (Bundesanstalt für Arbeitsschutz und Arbeitsmedizin (BAuA), Hrsg.): Dortmund.

Ducki, A., (1998a). Arbeits- und organisationspsychologische Gesundheitsanalysen. Entwicklung und Er-probung eines Befragungsinstruments im Rahmen eines Mehrebenen-Ansatzes zur betrieblichen Gesund-heitsanalyse. Universität Leipzig: Leipzig.

Dunckel, H. & Zapf, D. (1986). Psychischer Stress am Arbeitsplatz. Belastungen, gesundheitliche Folgen, Gegenmaßnahmen. Bundverlag: Köln.

Eberle, G. (2006). Erfolgsfaktor Betriebliches Gesundheitsmanagement – betriebswirtschaftlicher Nutzen aus Unternehmersicht (S. 325-338). In W. Kirch, & B. Badura (Hrsg.), Prävention. Ausgewählte Beiträge des Nationalen Präventionskongresses. Dresden, 1. und 2. Dez. Springer Verlag: Heidelberg.

Ermann M. (1987) Was sind psychovegetative Störungen? Die Persönlichkeit bei psychovegetativen Störungen. Springer: Berlin, Heidelberg.

Fritz, S. (2004). Mehrebenen-Evaluation von Maßnahmen der betrieblichen Gesundheitsförderung. Dissertation. Technische Universität Dresden, Dresden.

Gunkel, L. (2004). Die gesundheitsfördernde Gestaltung von Führungshandeln im Betrieb. In R. Busch & AOK Berlin (Hrsg.), Unternehmensziel Gesundheit. Betriebliches Gesundheitsmanagement in der Praxis – Bilanz und Perspektiven. Rainer Hampp: München.

Havighorst F. (2006). Edition der Hans-Böckler-Stiftung Band 167. Personalkennzahlen. Hans-Böckler-Stiftung: Düsseldorf.

Hägerbäumer, M. (2011). Ursachen und Folgen des Arbeitens trotz Krankheit. Implikationen des Präsentismus für das betriebliche Fehlzeiten- und Gesundheitsmanagement. Inauguraldissertation. Universität Osnabrück: Osnabrück.

Lauterbach, K. W., Stock, S. & Brunner, H. (2006). Gesundheitsökonomie. Lehrbuch für Mediziner und andere Gesundheitsberufe. Bern: Hans Huber.

Meyer M., Wenzel J., Schenkel A. (2018). Wissenschaftliches Institut der AOK (WIdO): Fehlzeitenreport 2018. Springer Verlag: Heidelberg.

Naidoo, J. & Wills, J. (2010). Lehrbuch der Gesundheitsförderung (2., überarbeitete Aufl.). Gamburg: Conrad.

Nohl, J. Thiemecke, H. (1988). Systematik zur Durchführung von Gefährdungsanalysen. Teil 1: Theoretische Grundlagen. Schriftenreihe der Bundesanstalt für Arbeitsschutz. Verlag für neue Wissenschaften GmbH: Bremerhaven.

Siegmüller. J., Haring. R., Daoudi. N., Tanju. A. (2018). Revision von Demografiemanagement. https://wirtschaftslexikon.gabler.de/definition/demografiemanagement-99596/version-328104 (zuletzt aufgerufen am 15.09.2019, 12:04 Uhr)

Verbände der Holz- und Möbelindustrie Nordrhein-Westfalen (Hrsg.) Möbelindustrie in Zahlen. Möbel Langwald, C. (2015). Kultur Statistik, 8. Auflage (2019). Ferdinand Holzmann Verlag: Hamburg.

Preussner, I. (2003). Betriebliche Gesundheitsförderung durch Partizipation. Eine qualitative Studie zu den individuellen Voraussetzungen für eine Beteiligung an Gesundheitszirkeln. Universität Hamburg: Hamburg.

Rohmert, W. & Rutenfranz, J. (1975). Arbeitswissenschaftliche Beurteilung der Belastung und Beanspruchung an unterschiedlichen industriellen Arbeitsplätzen. Bonn: Bundesministerium für Arbeit und Sozialordnung.

Schmidtke, H., Jastrzebska-Fraczek, I. (2013). Ergonomie: Daten zur Systemgestaltung und Begriffsbestimmungen. Verlag Hanser: München.

Qualitätsmanagement – Systemaudit (1998): Qualitätsmanagement in der Automobilindustrie Band 6, Teil 1, aktualisierter Nachdruck 2010. VDA, Qualitätsmanagement Center: Berlin.

6 Abbildungs- und Tabellenverzeichnis

6.1 Abbildungsverzeichnis

6.2 Tabellenverzeichnis